AF454681

LE MÉDECIN

DE FAMILLE

IMPORTANCE DE SON ROLE

PAR

LE Dr GRELLETY

Médecin consultant à Vichy,
Ancien Secrétaire des Sociétés de Thérapeutique et d'Hydrologie,
Lauréat de l'Académie (médaille d'argent des eaux minérales),
Membre du Concours médical, de la Société française d'Hygiène,
Correspondant des Sociétés médicales d'Angers, Bordeaux,
Caen, Le Mans, Lille, Lyon, Marseille, Nice, Orléans,
La Rochelle, Reims, Toulouse,
Tours et Varsovie.

MACON

PROTAT FRÈRES, IMPRIMEURS

1898

LE MÉDECIN

DE FAMILLE

C'est dans l'intérêt des familles, encore plus que dans celui du médecin, que j'ai écrit les pages qui vont suivre. Il est fort regrettable, pour la santé de chaque groupement domestique, qu'on renonce de plus en plus à avoir un conseiller médical attitré, permanent, connaissant le fort et le faible de chacun, au courant des tares ou des dispositions pathologiques des parents et de leur descendance, plus apte par conséquent que le premier venu à leur donner des soins rationnels et surtout bien placé pour *prévenir* les accidents et les complications qui peuvent en résulter.

J'ai dit *prévenir* et ce mot devrait à lui seul dicter la conduite de la plupart des chefs de famille, qui tiennent à leur progéniture, qui rêvent pour les leurs un certain équilibre physique et moral. On peut, en effet, dans bien des cas, empêcher telle ou telle évolution morbide, combattre de bonne heure les imminences, les prédispositions qui dérivent de chaque diathèse, de chaque constitution. Dorénavant, il faudra accorder une place de plus en plus prépondérante à la prophylaxie individuelle, familiale et publique. Les enfants d'un goutteux, par exemple, sont disposés, avant d'avoir une première attaque, à souffrir de troubles dyspeptiques, de gravelle urique, de coliques néphrétiques ou hépatiques, d'hémorrhoïdes, de diverses affections cutanées, eczéma et acné en particulier, etc., etc... Un médecin expérimenté, mis en défiance par le passé des géniteurs, s'attaquera hâtivement au neuro-arthritisme menaçant ou commençant; il se mettra en garde et luttera avec persévérance contre les perversions organiques et fonctionnelles, contre le travail de sclérogenèse qui caractérise l'organopathie de l'arthritique. L'influence héréditaire sera conjurée par l'entraînement discipliné, physique et intellectuel, par l'hygiène sous toutes ses formes, le régime, l'exercice et une surveillance de chaque instant. On ne saurait prendre trop de précautions pour favoriser le fonctionnement cutané, pour empêcher l'appareil cardio-vasculaire, le foie et le tube digestif, de péricliter, pour conjurer en un mot les déterminations morbides secondaires, les boiteries viscérales et les adultérations de tout ordre.

Il est tellement important d'être renseigné sur le passé des malades que le docteur Vaucaire vient de réaliser le vœu d'un grand nombre de praticiens, en publiant un *Livret médical*, qui, tenu au courant depuis le jeune âge, permettra de se rendre rapidement compte du tempérament spécial de chaque personne et de ses maladies antérieures. Ce vade-mecum, dont l'usage devrait se répandre partout, pourra, dans une certaine mesure, constituer un palliatif au mal que je dénonce.

C'est surtout sur le terrain hygiénique que l'intervention médicale aura à s'exercer de plus en plus à l'avenir. Le rôle de cette science d'avant-garde devrait être prépondérant dans tous les gynécées, ceux au moins où une situation sociale élevée permet de ne rien négliger pour faire profiter maîtres et serviteurs des découvertes récentes, des progrès de la science nettement établis, aussi bien que de l'observation longue et patiente de l'enseignement clinique, la vieille observation hippocratique.

Laboratoires et services hospitaliers rivalisent de zèle pour prolonger la vie humaine, le plus précieux de nos biens, pour la rendre supportable et agréable, la mettre à l'abri des surprises fâcheuses, éviter des larmes, des souffrances; ce serait être bien coupable, bien imprudent, que de ne pas profiter de tant de lumineuses découvertes destinées à transformer le sort et l'avenir de la dolente humanité. Grâce à elles, la mortalité générale a notablement diminué (officiellement, les décès sont tombés à 771.886 en 1896, au lieu de 851.986 en 1895); la pourriture d'hôpital, la septicémie gangréneuse, l'infection purulente, la fièvre puerpérale, ont été bannies des hôpitaux. Les foyers épidémiques ou contagieux se font de plus en plus rares et on parvient à les éteindre dès que l'incendie éclate quelque part. Le temps est proche où il n'y aura plus de fièvre typhoïde, de variole, de croup, de peste, de tétanos, etc...

Au point de vue de la diminution de la mortalité par le croup, voici une statistique récente, d'une éloquence tout à fait rassurante :

Les premières applications du sérum antidiphtérique ont été faites à Paris à partir du mois de juin 1894; elles se sont rapidement étendues en septembre et octobre de la même année, et se sont généralisées en France dès les premiers mois de 1895. Aussi voyons-nous le nombre moyen des décès annuels qui est, pour les années 1888 à 1893, de 4.716, tomber à 3.330 pour 1894, année intermédiaire, et à 1.537 pour les années 1895-1896. La différence entre ce dernier chiffre et le premier est de 3.179; elle représente celui des existences épargnées annuellement pour un nombre d'habitants qui ne constitue pas le quart de la population totale de notre pays.

Quant à la tuberculose qui tue en France plus de cent cinquante mille personnes chaque année, il faut qu'on sache, comme le disait récemment M. Brouardel, à la séance publique annuelle de l'Académie des sciences, que nous ne sommes pas désarmés, que la phtisie n'est pas incurable : « Cette certitude doit augmenter notre courage et autorise à imposer, pour la préservation et le traitement des tuberculeux, des mesures d'un caractère même vexatoire. Ce sera l'honneur de notre temps d'avoir compris, mieux qu'aucune autre époque, qu'il y a des intérêts impérieusement collectifs, que le bien de chaque partie du corps social est nécessaire au bien des autres, que le dévouement et l'amour du prochain ne sont pas seulement des vertus, mais des devoirs. »

Dans son livre sur *Les maladies évitables*, le Dr Georges éta-
blit et prouve nettement qu'on peut éviter les maladies micro-
biennes, dont on connaît aujourd'hui les causes et dont on
peut par cela même se préserver au moyen de précautions
individuelles. Il est possible d'en empêcher la propagation par
des mesures sanitaires.

Pour que la maladie puisse naître et se développer, il faut
deux éléments : le terrain et le germe.

Pour éviter les maladies, il faut donc fortifier le terrain,
éloigner le germe de l'air, de l'eau, du sol, des aliments.

En conséquence, dans toute demeure seigneuriale ou bour-
geoise, l'inspection scientifique s'impose.

Hippocrate devrait tout passer en revue, à commencer par
les cabinets d'aisances, qui sont si souvent mal compris et mal
entretenus, jusqu'aux menus de la cuisinière ou du chef; rien
ne devrait échapper à sa surveillance, ni la qualité de l'eau
potable, ni les filtres qui sont mal nettoyés, ni les bouches
d'aération, ni le tirage des cheminées, ni la température des
appartements, ni les désinfections, ni les domestiques qui
peuvent semer autour d'eux les germes pathologiques dont ils
sont déjà atteints.

Les questions d'assainissement et de salubrité de l'habita-
tion ont une importance capitale.

Malheureusement, les intéressés sont les premiers à ne pas
comprendre l'importance d'un pareil contrôle. On ne saurait
trop leur répéter qu'il est plus utile, comme je l'ai dit plus
haut, de conjurer un danger, que de donner des palliatifs,
lorsque l'organisme a été atteint dans ses œuvres vives, dans
son trépied vital, selon l'expression de Bichat. Je dirai même
plus, en accentuant ma pensée, l'hygiéniste devrait être d'autant plus payé qu'il aurait moins de malades à soigner. Sans
doute, il ne peut pas tout empêcher, puisque des catastrophes
imprévues peuvent atteindre les plus prudents; mais que de
surprises désagréables seraient évitées, si, comme autrefois,
au lieu de n'être appelé que dans les grandes circonstances, le

médecin faisait en quelque sorte partie de la famille, était comme un parent d'élection, souvent plus aimé que les vrais parents, un ami sûr et fidèle des bons et des mauvais jours, ayant ses entrées partout et à toute heure. Il y a bien encore des personnes intelligentes et reconnaissantes, qui ne veulent rien entreprendre de grave sans prendre l'avis du vieux praticien, qui a aidé à naître et à mourir tout l'entourage ; mais, hélas, il y a moins d'estime et de déférence, moins de gratitude et d'abandon. On croit s'être suffisamment acquitté, lorsqu'on a payé à la fin de l'année une somme plus ou moins rondelette d'honoraires ; mais on ne saurait exiger en retour de cette froide rémunération le dévouement absolu des anciennes coutumes.

Ces sortes de contrats, auxquels tout le monde gagnait, tendent à disparaître, par suite de la facilité des communications, du développement des voies ferrées et télégraphiques, qui permettent de faire appeler rapidement le spécialiste en vogue de la ville la plus rapprochée ; mais c'est vraiment grand dommage que cette confiance patriarcale, à laquelle je viens de faire allusion, ait une tendance à s'amoindrir, à disparaître : « Là, où cette confiance pleine et entière n'existe pas, a écrit Fonssagrives (*Dictionnaire de la santé*, p. 273), le rôle du médecin est d'une douloureuse aridité, et, eût-il les meilleures intentions du monde, la conscience la plus droite, l'esprit d'abnégation professionnelle le plus complet, il n'y a qu'une sécurité relative pour les familles. La confiance double en effet les forces du médecin ; elle augmente sa responsabilité, mais elle lui donne en même temps l'entrain et les forces qui lui sont nécessaires pour la porter ; son initiative, qui n'a pas à s'occuper d'interprétations malveillantes, est plus entière ; il fait pour le mieux, sûr qu'il ne sera ni trahi, ni abandonné, et il se livre tout entier et sans partage à ces méditations et à ces recherches au bout desquelles est le salut des malades, si le salut est possible. Nous sommes ainsi faits que la confiance nous exalte et que le doute nous déprime, et que nous sommes bien près de ne plus croire en nous-mêmes quand on a cessé d'y croire autour de nous. Et de là des demi-moyens, des hésitations préjudiciables, des médications énergiques remplacées par d'autres qui le sont moins, des capitulations de doses, des résolutions graves ajournées au lendemain, une situation douloureuse et ingrate pour les médecins, fausse et sans profit pour la famille. »

Comment voulez-vous que le confrère qu'on aura congédié avec une désinvolture d'enfant gâté, qu'on aura remplacé à la légère, qu'on rappelle ensuite sur un caprice, puisse avoir le même zèle que ce confident, qui a vécu de la vie de ses clients, partagé leurs joies et leurs peines, les a adoptés, en quelque sorte, comme ils l'ont adopté eux-mêmes.

Ce dernier est seul apte à réaliser le programme tracé par le professeur Landouzy dans ses leçons, c'est-à-dire à avoir une thérapeutique « clinique en ses informations ; pathogénique en ses indications ; physiologique en ses moyens ; opportuniste en ses décisions ».

Le même maître conseille aux néophytes de s'appliquer avant tout à connaître bien moins des maladies que des malades, à s'absorber en quelque sorte dans la personnalité de chaque patient et dans les particularités concrètes et mouvantes de sa maladie.

Ce n'est pas en quelques instants ou même en quelques heures qu'on peut arriver à réaliser ce programme.

C'est surtout dans les grandes villes, à Paris en particulier, que le mal a fait des ravages et qu'il tend à s'aggraver de plus en plus : Les personnes les mieux éduquées ne craignent pas de souffleter de la sorte de vieux docteurs blanchis sous le harnais, sans égards pour tout un passé de zèle et de soins méticuleux, que rien ne saurait acquitter. Financiers ventrus, ayant le sac et le faisant tintinabuler avec un manque absolu de sens moral, coquettes surannées qui continuent à minauder, s'empressent d'invoquer d'autres lumières, d'en appeler à une direction qui est censée être plus autorisée, dès qu'on ne

modifie pas assez vite leurs centres nerveux trop surexcités,
les lézardes de leur constitution minée par les excès, la dou-
leur et le désenchantement étant au fond de toutes les jouis-
sances et des malsaines curiosités. Pour satisfaire ces épuisés
des deux sexes, qui pour la plupart furent même toujours
vides, il faudrait réparer l'irréparable, leur octroyer une soli-
dité bovinale à toute épreuve, leur servir l'antique eau de
Jouvence, de Mathusalem, à tous leurs repas. Si vous n'êtes
pas omnipotent, si vous ne parvenez pas à prouver la fausseté
du dicton qui veut que tout soit petit chez l'homme, hors la
faculté de souffrir, gare les désertions; on vous lâchera pour
courir après les mirages les plus décevants, pour prêter
l'oreille aux grosses caisses charlatanesques les plus tapa-
geuses : à toi Mangin, à la rescousse les bons rebouteurs,
l'homéopathie, l'abbé Kneipp et les recettes des vieilles filles
portant ou non cornette.

On serait tenté d'imiter la philosophie insouciante de
Pilate, et, après s'être lavé aseptiquement les mains, de
s'écrier : Tant pis pour les ingrats ou les imbéciles, ils y
perdront plus que nous. Mais au fond, tout en étant vexés et
humiliés, les médecins ne se résignent pas bénévolement à
l'abstention. Ils restent fidèles à leur mission, qui est de gué-
rir quelquefois et d'atténuer presque toujours les maux de
leur prochain. Ils sont aussi fiers qu'un autre peut l'être de ses
succès mondains ou politiques, lorsqu'ils sont parvenus à
triompher de la mort, qui se présentait menaçante, lorsqu'ils
ont rendu un fils, une mère, à la tendresse de ceux qui les
aiment. Un indifférent, quel que soit son savoir, fût-il de
l'Académie et eût-il tous les panaches que l'on convoite et que
l'on admire, ne peut que s'avancer avec circonspection, *pede
claudo*, sur un terrain qu'il ne connaît pas; il ne saurait
avoir le même feu sacré, le même souci de réussir, que ce bon
Diafoirus qui, pendant dix, vingt et trente calendriers, a
rempli, dans un ordre relevé, l'office de chien de garde. Au
lieu de douter de lui et de le reléguer à l'écart, comme un

serviteur fourbu ou comme un objet qui a cessé de plaire, on devrait s'en rapporter de plus en plus complètement à sa clairvoyante affection, aux orientations fécondes qui peuvent en dériver, pour peu qu'il se juge compétent. Il sera le premier à demander une consultation, s'il est embarrassé, si ses armes offensives et défensives ne suffisent pas, s'il a fait une fausse manœuvre, si ses efforts ne sont pas couronnés de succès. C'est une erreur de croire qu'après quelques lunes de pratique, un médecin d'intelligence moyenne ne soit pas apte à se charger des cas pathologiques qui se présentent le plus habituellement. Les faits graves, exceptionnels, exigeant des études spéciales, sont très rares, et, dans plus de la moitié des cas, c'est par excès de prudence, pour agir avec plus d'ascendant sur le moral du malade, encore plus que sur son physique, qu'on fait intervenir un des gros bonnets de la profession, un de ceux dont on suit scrupuleusement les prescriptions (les mêmes que celles qui auraient été indiquées par le médecin habituel), parce qu'elles coûtent beaucoup plus cher.

Sauf la satisfaction rassurante qui peut en résulter pour le moribond et qui s'explique parfaitement, étant donné l'instinct de la conservation, les entrevues médicales sont inutiles, neuf fois sur dix. Le professeur en cravate blanche, qui a été convoqué, ne fait qu'approuver ce qui a été déjà ordonné ou l'aurait été sans son intervention. C'est à peine s'il daigne formuler quelque recette anodine, qu'il prescrit parce qu'il faut bien prescrire quelque chose, mais sans conviction, sans souci inquiet de ce qui pourra en advenir. Les membres de l'Institut, nos chers maîtres ès sciences, sont souvent sceptiques, comme le plus célèbre d'entre eux, lequel a dû être accueilli à bras ouverts par Montaigne et Rabelais, après avoir franchi le noir Érèbe de la mythologie.

Je dois même dire qu'il se produit, depuis quelque temps, un mouvement de réaction très caractéristique, de la part des petits médecins contre les grands. Les premiers en appellent de moins en moins aux seconds; on a cru reconnaître que l'idole avait parfois des pieds d'argile et sonnait souvent creux, que leur savoir est plus théorique que pratique, que le népotisme, les intrigues, l'aplomb, la souplesse de caractère, une certaine facilité d'élocution, jouent un rôle trop prépondérant dans l'obtention des titres les plus ronflants et des postes les plus en vue.

Je n'en finirais pas si je racontais tout ce qu'on raconte : Bref, il y a une scission entre l'état-major et les troupes. De simples pioupious, qui se sentent solides et bien pondérés, estiment à tort ou à raison qu'ils peuvent très bien aller au feu sans y être conduits par une foule de généraux encombrants; quelques capitaines moins chamarrés leur suffisent largement pour les guider à la victoire, pour les protéger et les couvrir.

Je n'ai pas à prendre parti dans ce différend. Les chefs sauront bien se défendre, s'il y a lieu; les petites chapelles scientifiques, avec leurs coteries, leurs instituts et leurs statuts, où on se met réciproquement en relief, au grand ébahissement des béotiens et des naïfs, sont reliées par des liens de solidarité qui contribuent à en faire une manière de franc-maçonnerie très puissante, très intolérante, hors de laquelle il n'y a pas de salut. Malheur à qui n'a pas suivi la filière des concours, subi certaines initiations ou qui n'a pas la colonne dorsale assez flexible; toutes les portes lui seront fermées par ces gardiens du sérail où on ne peut pénétrer sans un bon jury, je veux dire sans un cicerone influent, qui en connaisse tous les détours.

N'allez pas voir une pensée amère de critique dans ce qui précède. Ce serait injuste de ne pas reconnaître le mérite du plus grand nombre des élus; ce ne sont pas les plus méritants qui sont d'ailleurs les plus hautains et cherchent à en imposer à la galerie; mais enfin on ne saurait s'apitoyer sur le sort encore fort enviable des accapareurs pour qui semblent avoir été inventés prébendes et hochets. Mes sympathies vont de préférence aux humbles travailleurs, qui sont constamment sur la brèche et se dépensent sans compter, sans espoir d'une rémunération brillante. Il faut bûcher beaucoup pour concourir au bureau central, à l'agrégation, je n'en disconviens pas; il faut aussi un patient labeur et bien des sueurs, avant de pouvoir s'imposer aux populations, avant de conquérir une modeste clientèle, essentiellement fugace et difficile à retenir. C'est pour qu'elle reste fidèle à nos confrères de la province, de la campagne, dont je sais tout le mérite et dont je n'ignore pas les besoins, que je voudrais que mon rappel fût entendu des citoyens français qui ont charge d'âmes, qui tiennent à conserver intact le cercle d'êtres aimés qui édénise leur demeure, qui demandent constamment à l'auteur de nos destinées de leur accorder un peu de la longévité des anciens patriarches. S'ils veulent durer et voir les enfants de leurs petits-enfants, comme on le souhaite aux nouveaux époux, lors des cérémonies matrimoniales, ils n'ont qu'à s'inféoder à un médecin méritoire et choisi avec circonspection, qu'à l'investir d'une confiance absolue, en le chargeant d'entretenir sans trêve le feu joyeux qui illumine leur foyer domestique. Remettez en ses mains sagaces le flambeau de vie qui vous est si précieux, afin qu'il le surveille avec tout le zèle, toute la sollicitude qu'il mérite.

*
* *

Quelques récits typiques ne pourront que corroborer ces prémisses. Je rapporterai tout d'abord le trait de dévouement du docteur Dambier, qui venait de pratiquer la trachéotomie chez un enfant, fils unique longtemps désiré, qu'il avait mis au monde quelques années auparavant et chérissait d'un attachement presque paternel. Les fausses membranes étaient très abondantes et la victime continuait à suffoquer; son existence était menacée, et la mère, pâle et tremblante, entrevoyait avec terreur l'approche de l'agonie : « Je vous en supplie, mon bon docteur, notre cher ami, sanglotait-elle, sauvez mon chéri, ou je mourrai avec lui. » Et le bon docteur, ému par tant de

désespoir et n'écoutant que son cœur, sans souci du danger qu'il allait courir, se mit tout à coup à appliquer ses lèvres sur l'ouverture et à aspirer le terrible microbe. Il eut la chance de ne pas y succomber et l'enfant fut sauvé. Mon histoire est tellement mirifique, tellement invraisemblable, que je crois nécessaire d'avoir recours à des circonlocutions pour ajouter que ce dernier ne fut pas ingrat et porta même le deuil de son bienfaiteur, comme il l'eût fait d'un proche, lorsque l'heure fatale eut sonné pour son sauveur. On ne peut parler qu'avec émotion et respect de cet acte de dévouement, qui peut être rapproché des actes les plus sublimes de l'antiquité; mais pensez-vous que le premier venu, qu'on traite en mercenaire et avec lequel on croit être quitte lorsqu'on a payé sa consultation, eût été capable, malgré son mérite et sa charité, de s'élever à pareille abnégation? Ce ne serait même pas juste de s'y attendre. Ce sont des sacrifices qu'on ne peut pas obtenir ni reconnaître avec de l'argent. Ils ne peuvent être inspirés que par un sentiment supérieur; ils supposent ce lien de solidarité qui devrait toujours exister entre certaines familles et leur médecin..
....

Par opposition à ce qui précède, je me bornerai à relater en quelques lignes la douloureuse odyssée d'une dame, à qui j'ai eu l'occasion de donner accidentellement mes propres soins. Elle avait déjà perdu son mari et cinq enfants, tous morts d'accidents nettement attribuables à la tuberculose. Ces enfants avaient présenté de bonne heure des infections du système lymphatique, une tendance marquée à la persistance des exsudats et des engorgements. Elle-même fut emportée, l'année suivante, par des manifestations de même nature. Je suis convaincu que si cette dame, au lieu de courir le monde, comme elle le faisait, au lieu d'être constamment en voyage, avait eu une vie plus assise; si, au lieu de consulter à tort et à travers, selon les circonstances et les latitudes où elle se trouvait, avait eu un conseiller attitré, au courant du mal héréditaire qui avait déjà frappé tous les siens, celui-ci fût certainement parvenu à sauver quelques-unes de ces existences. Il eût étayé ces constitutions menacées et n'eût rien négligé pour leur permettre de résister à l'invasion du bacille........

. . . .

Autre cas : J'ai lu récemment l'histoire d'un mari qui, pour se débarrasser de sa femme, qui le gênait dans ses spéculations et dans ses amours, avait trouvé moyen de circonvenir un médecin pour la fairer interner dans une maison de santé. Celui-ci avait agi avec bonne foi, en ajoutant trop d'importance à la violente excitation de l'épouse, dont on dilapidait la fortune et dont la jalousie avait bien des motifs d'être éveillée. Un médecin qui aurait été au courant des agissements des deux époux ne s'y serait jamais laissé prendre et n'aurait point fait enfermer la pauvre femme dans un établissement d'aliénés. Il aurait su d'où venaient les torts, aurait compris qu'il était tout naturel que madame fut exaspérée, que sa colère fut au comble du paroxysme, lorsqu'elle se vit en face de l'horrible réalité. Victime d'une infamie, elle n'avait qu'un but, sortir de sa prison ; il fallut près d'un an à la famille pour obtenir qu'on mît fin à cette odieuse séquestration. Son seigneur et maître en avait profité pour reprendre le cours de ses exploits financiers et autres ; il aurait été même l'objet de poursuites judiciaires, s'il n'avait pas eu la prudence de mettre la frontière entre lui et le juge d'instruction.

Avec un médecin au courant des querelles du ménage, des tripotages du mari, une manœuvre aussi déloyale eût été impossible ; la force n'aurait pas pu opprimer si facilement la faiblesse.. . . . .

. . . .

Tout ce qui concerne la syphilis est entouré de tels mystères, réclame tant de discrétion, peut engendrer tant de troubles domestiques et d'accidents, qu'une surveillance constante du groupe contaminé me semble indispensable et de prudence élémentaire. Prenons le cas d'un jeune homme qui est atteint, vers sa vingtième année. N'importe-t-il pas qu'il soit renseigné sur l'action terrifiante de ce chancre induré, qu'il envisage comme un simple bobo, et dont l'influence va se faire sentir pendant un siècle peut-être sur lui et sa descendance. Il peut communiquer le mal à d'autres ; il faut l'en empêcher. Les complications les plus terribles de la syphilis cérébrale peuvent ultérieurement obnubiler son intelligence et l'emporter. S'il se marie, il y a des délais à observer, des précautions d'ordre tout à fait intime à prendre, pour que la jeune femme et les enfants qui naîtront de cette union restent indemnes.

Et la syphilis apportée au lit conjugal par un mari volage, que de déceptions, que d'amertumes elle traîne à sa suite ! Il s'agit de soigner l'infidèle, sans que sa moitié le sache ; il faut dissimuler la vérité, lui faire comprendre la nécessité d'un veuvage momentané, lui laisser ignorer la véritable cause de ses avortements ou de ses accouchements prématurés, la consoler de la déception qu'elle éprouve dans ses rêves de maternité, la soigner lorsqu'elle est infectée à son tour, et, si elle donne le jour à un rejeton syphilitique, l'obliger à le nourrir, ce qu'elle peut faire sans inconvénients, puisqu'elle est immunisée, au lieu de laisser empoisonner une ou plusieurs nourrices mercenaires. Un médecin prudent peut alors empêcher un procès en dommages et intérêts, par conséquent le scandale, la divulgation de la tare familiale à laquelle s'attache, aux yeux du public, une sorte de réprobation, de répulsion, de déshonneur.

D'après Fournier, 47 fois sur 50, la syphilis est communiquée à la nourrice par l'enfant, par cet avorton rabougri atteint de décrépitude infantile, dont la physionomie spéciale, la peau terreuse, plissée, le facies reproduisant la marque d'une sénilité lamentable, la dystrophie osseuse native, le pemphigus des extrémités, etc., doivent inspirer les plus grandes appréhensions.

Mais il ne faut pas oublier non plus qu'une nourrice peut

contaminer un enfant, que la syphilis du jeune âge trouve sa cause dans les conditions multiples de l'élevage, dans des attentats, dans des interventions médicales, par instruments, par le vaccin, etc... Combien un rapport médico-légal serait facilité au médecin de famille chargé de se prononcer dans une affaire de ce genre.

On peut en dire presque autant des maux dérivés de l'alcoolisme, dont la répercussion se fait cruellement sentir sur un tas de pauvres enfants, qu'il s'agit d'étayer, de garantir, de sauver.... . . . .
. . . .

Il serait facile de multiplier les exemples, en envisageant la question sous toutes ses faces, en montrant le rôle bienfaisant du médecin de famille, dans toutes les circonstances où l'intervention d'un tiers discret et désintéressé peut avoir sa raison d'être. On devrait l'accueillir avec empressement cet ami fidèle, lui ouvrir largement ses bras et son cœur, afin d'être payé de retour.

Je laisse le soin de conclure à tous ceux qui tiennent à leur guenille, à leurs rêves ambitieux, au bien-être qu'ils ont conquis avec tant d'efforts, une si courageuse patience. S'ils souhaitent sérieusement, comme c'est si naturel, le maintien du *statu quo*, s'ils ne tiennent pas à faire trop tôt connaissance avec ce prétendu champ du repos qui agite là-bas ses cyprès, qu'ils se pénètrent bien de l'importance du conseil qui précède. Le bonheur, qui est si souvent la conséquence d'une vie régulière, pourra redevenir leur apanage et cessera d'apparaître à leurs yeux comme une monstrueuse exception.

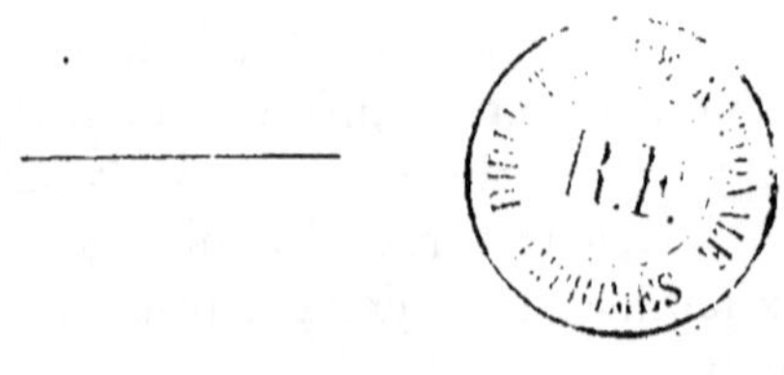

MACON, PROTAT FRÈRES, IMPRIMEURS.

MEMORANDUM

Indications de la cure alcaline : Dyspepsies gastro-intestinales, entérite chronique, hyperchlorhydrie. — Lithiase biliaire et coliques hépatiques; hépatites et splénites chroniques; cirrhose alcoolique au début. Diabète gras. — Goutte. — Lithiase urique et coliques néphrétiques. — Etat congestif chronique de l'utérus et de ses annexes. — Dermatoses de nature arthritique.

Sources de Vichy : Les sources de l'établissement thermal, propriété de l'Etat, exploitées par la Compagnie fermière, sont :

1º La Grande Grille; 2º le puits Chomel; 3º l'Hôpital; 4º la source Lucas; 5º la vieille source des Célestins; 6º la source de la grotte des Célestins; 7º la nouvelle source des Célestins; 8º le Parc; 9º Mesdames; 10º Hauterive, à quelques kilomètres.

En réalité, les praticiens qui n'exercent pas à Vichy n'ont qu'à retenir les noms suivants : 1º *la Grande-Grille*, si remarquable dans les affections du foie, la lithiase biliaire et les coliques hépatiques qui en sont la conséquence; 2º *l'Hôpital*, d'une efficacité si nette dans les différents troubles gastro-intestinaux; 3º enfin, *les Célestins* et *Hauterive*, qui, en raison de leur basse température, ne perdent pas de leurs propriétés par le transport et sont surtout utilisés pour les traitements à domicile.

Vichy ne saurait affaiblir, comme quelques stations rivales le prétendent encore. La réfutation péremptoire de la fameuse cachexie alcaline a été faite cent fois : MM. Labbé, Moutard-Martin, Dujardin-Beaumetz, Huchard, etc., ont hautement protesté contre *l'alcalinophobie*. Nos eaux sont plutôt excitantes que débilitantes; elles sont certainement très actives, et il ne s'agit pas d'en abuser, pas plus que des meilleures choses; mais c'est un mérite qui ne saurait justifier le préjugé en question.

Vichy s'est beaucoup démocratisé et restera à la portée de tous les malades, malgré les superbes embellissements, qui vont être enfin réalisés. Quiconque en a besoin peut y venir; c'est la station la meilleur marché de France, et il y a des hôtels pour toutes les bourses (à partir de 7 francs par jour, chambre et repas on est fort bien). Des malades d'une situation fort modeste ne craignent plus de venir s'y traiter, car ils savent que l'usage de l'eau minérale est gratuit, qu'ils n'auront pas d'abonnement à payer aux sources et ne dépenseront que ce qu'ils voudront, selon leurs moyens, surtout au mois de mai et de septembre, époque où les hôteliers sont beaucoup plus coulants.

Ce sont ces petites bourses qu'il faut spécialement mettre en garde contre les renseignements intéressés des *pisteurs*, qui sont payés pour les détourner de leur direction, pour les empêcher de descendre là où on leur a conseillé d'aller, ou de consulter le médecin pour lequel ils ont une lettre de recommandation.

C'est grande pitié de voir tant de braves gens, naïfs et inexpérimentés, s'en rapporter au premier larbin venu, à la première personne inconnue qui les accoste, au lieu de suivre les prescriptions de leur guide habituel, dont ils connaissent le dévouement et la prudence.

Prévenez-les d'être moins confiants et vous leur aurez rendu un réel service !

PRINCIPALES PUBLICATIONS DU MÊME AUTEUR

1873. De l'hématurie dite essentielle. In-8 de 40 pages.

1874. Vichy médical. Guide des malades à Vichy. In-12 de 360 pages.

1876. De l'hygiène et du régime des malades. In-18 de 80 pages. — 2ᵉ édit. en 1884. — 3ᵒ édit., in-12 de 134 pages en 1888.

1877. Influence de l'abus du tabac sur le tube digestif. (*Médaille.*)

1878. Contribution à la thérapeutique de quelques dermatoses de nature arthritique. In-8 de 48 pages. G. Baillière.

Bibliographie de Vichy, suivie d'une notice sur les eaux et le traitement du diabète. In-8 de 70 pages. *Couronné par l'Académie.*

1879. Du climat de Nice et des maladies traitées dans cette ville, particulièrement de la phtisie. In-8 de 20 pages.

Des divers traitements de la fièvre typhoïde. *Couronné au Concours par la Société médicale de Tours.*

1880. Une cure thermale aux eaux de Vichy pendant le xvııᵉ siècle. *Revue scientifique,* nᵒ du 27 mars.

Le mariage, ses charmes et ses devoirs. Ed. elzévir sur papier de Hollande, in-12 de 150 pages. Imp. Protat. *Médaille d'honneur de la Société d'encouragement au bien.* — 2ᵉ édit. en 1891. In-12 de 245 pages.

Des principales complications du diabète. In-8, Lyon.

Analyse et compte rendu des 17 thèses d'agrégation en médecine soutenues en mars 1880. G. Masson, in-8 de 130 pages.

1881. Notice sur les eaux de Vichy et réfutation de la prétendue cachexie alcaline. In-8 de 74 pages, traduit en plusieurs langues.

Des précautions hygiéniques à prendre contre la fièvre typhoïde. In-8 de 24 pages, publié par la *Société française d'hygiène.*

Traité élémentaire de la fièvre typhoïde. 1 vol. de 420 pages.

1884. Traitement du psoriasis par la traumaticine chrysophanique.

Pour tuer le temps. Livre d'heures... perdues. In-8 de 300 pages.

1885. De la lithiase biliaire et de la pseudo-gravelle hépatique. (J. de méd. de Bordeaux, 27 septembre.)

1886. Vichy et ses eaux minérales, 4ᵉ éd., in-12 de 530 pages. A. Delahaye et Lecrosnier.

1887. Des accidents cutanés produits par le bromure de potassium. De la syphilis conceptionnelle (2 brochures de 20 pages chacune).

1888. Inconvénients du silence imposé dans les pensions pendant les repas. In-8 de 15 pages.

De l'influence de la menstruation et des états pathologiques de l'utérus sur les maladies cutanées. In-12 de 35 pages.

1889. Indications de la cure de Vichy. In-18 de 46 pages.

1890. Contribution à l'étude des gros calculs biliaires.

1891. Pour les médecins. — Causeries, in-12 de 300 pages.

Guide dans les maladies du foie. In-18 de 120 pages.

1892. Direction de la *Revue thermale et balnéaire,* nombreux articles dans le *Concours médical,* le *Journal de Paris,* la *Gazette de gynécologie,* etc.

1893. Hygiène et régime des malades à Vichy, 4ᵉ édit., in-18 de 200 pages.

La cure de Vichy. Du moment le plus propice pour y suivre un traitement. In-12 de 20 pages.

1894. Questions professionnelles (in-12 de 300 pages. *Société d'éditions scientifiques*).

1895. Trois brochures : Aimons-nous, Aidons-nous. — L'heure du lever dans les pensionnats. — De l'importance sociale des villes d'eaux.

Feuilletons du *Concours médical.*

1896. Plusieurs brochures et feuilletons.

1897. Encombrement et dépréciation de la profession médicale. In-12 de 42 pages.

De quelques progrès à réaliser dans l'hygiène des pensionnats. In-18 de 95 pages.

1898. Boutades et revendications. Troisième série de causeries pour les médecins. In-12 de 320 pages.

MACON, PROTAT FRÈRES, IMPRIMEURS.

www.ingramcontent.com/pod-product-compliance
Lightning Source LLC
LaVergne TN
LVHW011502170726
843501LV00009B/3556